Te $\frac{109}{93}$

HOSPICE DES ENFANTS-TROUVÉS.

SERVICE DE CHIRURGIE.

Tumeur fibro-plastique ; — désarticulation médio-tarsienne, avec conservation du scaphoïde ; — section simultanée du tendon d'Achille ; — supériorité de cette opération sur celle de Chopart ;

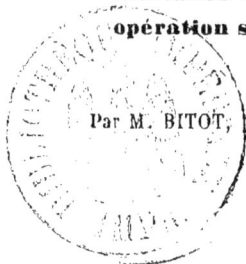

Par M. BITOT, professeur à l'École de Médecine, chirurgien de l'Hospice des Enfants-Trouvés.

Parmi les désarticulations partielles du pied, il n'en est pas de mieux étudiée que celle de Lisfranc et celle de Chopart. Les avantages de la première sur la seconde sont incontestables ; elle est acceptée par tout le monde. L'opération de Chopart, au contraire, bonne pour certains, qui peut-être n'ont pas observé les sujets assez longtemps, est défectueuse pour le plus grand nombre, parce qu'elle est le plus souvent suivie de renversement du talon. Cet inconvénient est, en effet, aussi constant que grave ; pour le prouver, il suffirait de rappeler les efforts que l'on a faits pour en découvrir la véritable cause, et, partant, pour la prévenir et la combattre.

On l'a imputée à la rétraction du tendon d'Achille, c'est l'opinion générale; à l'inflammation du moignon, à la rétraction du tissu fibreux situé en arrière de l'articulation tibio tarsienne (Gerdy, Robert, Verneuil); au changement de direction subi par le calcanéum, qui devient oblique en bas (Laborie, Sédillot); à la résistance insuffisante des fléchisseurs du pied, à la lenteur de la cicatrisation (Velpeau, Bérard, Robert); à la brièveté du lambeau plantaire (Guérin). En un mot, pour des causes statiques, dynamiques, pathologiques, l'amputation médio-tarsienne est très-souvent suivie d'ascension du talon; cette ascension constitue toujours une difficulté sérieuse pour la marche; et parfois, au lieu d'une difficulté, c'est une impossibilité radicale. Le chirurgien ne saurait donc trop se tenir en garde contre cette complication. Des mesures ont été indiquées et prises pour la prévenir, mais on n'en a peut-être pas encore assez compris l'importance relative. Il n'est pas inutile d'y revenir et de rapporter de nouveaux faits, des faits complets et par conséquent longtemps observés. Celui que je vais détailler est du reste intéressant à d'autres titres, et en particulier par la nature, le siége du mal, l'âge du sujet.

Guilbert Escrit, âgé de treize ans, tempérament lymphatique, constitution moyenne, entre à l'hospice le 28 janvier 1857.

Il y a trois ans, il a remarqué à la face dorsale du pied gauche une tumeur du volume et de la forme d'une aveline. Cette tumeur n'avait été précédée et n'était accompagnée d'aucune douleur. Depuis un an, la marche prolongée est fatigante et amène un peu de claudication.

Aujourd'hui, le pied gauche est notablement plus volumineux que l'autre. Le gonflement occupe surtout le métatarse. Un lien partant de l'extrémité antérieure du premier métatarsien, contournant le dessous du pied en passant par l'extrémité digitale du cinquième métatarsien, pour aboutir à son point de départ, donne cinq centimètres de plus pour le pied malade que pour l'autre. Cette ligne de mensuration passe en arrière d'une tumeur dure se présentant sous la forme d'une moitié de sphère, sa base reposant sur les parties antérieures des 3e et 4e métartarsiens ; elle n'est pas fluctuante, elle n'est pas dure comme les tumeurs osseuses ; sa consistance rappelle celle des tumeurs sarcomateuses non ramollies ; une aiguille ordinaire ne la pénètre que difficilement, et une fois introduite, ne peut exécuter aucun mouvement de latéralité. La piqûre ne donne issue à aucun liquide, pas même à une goutte de sang. Cette tumeur sépare les 2e et 3e métatarsiens, et dans l'espace compris entre les deux orteils correspondants, elle envoie des prolongements qui par leur forme simulent des orteils rudimentaires. Ces appendices partent de la base et de la partie interne de la tumeur ; l'un est dirigé en haut, en dedans, en avant, et refoule en dedans le 2e orteil, qui paraît luxé ; l'autre se dirige en bas, en dedans, et va se confondre avec la tuméfaction de la plante du pied. Entre le 1er et le 2e orteil, il y a un espace de 1 centimètre environ, au fond duquel on sent une surface plane et résistante ; en dehors, la phalange du 2e orteil fait saillie.

L'enfant fléchit le 1er, le 4e et le 5e orteils ; le 3e n'est fléchi que dans les grands mouvements, et le 2e jamais.

La région plantaire présente une voussure très-appréciable, jusqu'au niveau du cuboïde.

Cet enfant est très pusillanime. Chaque fois que je lui parle d'opération, il a un accès de fièvre intermittente tierce, qui ne cède qu'à l'administration du sulfate de quinine et de l'extrait mou de quinquina associés. Cette circonstance, jointe à une légère nostalgie, me porte à différer l'opération. J'y étais d'ailleurs autorisé par la délimitation du mal et l'incertitude de sa nature. J'avais d'abord pensé à un enchondrôme ; mais dans l'enchondrôme des appendices de la main ou du pied, les mouvements sont conservés, comme j'ai pu le constater sur un tailleur qui exerçait encore sa profession, malgré l'état monstrueux de ses doigts [1] ; et puis, les tumeurs de cette espèce sont plus consistantes. Était-ce un ostéo-sarcôme, un spina-ventosa ? Mais en comprimant la tumeur avec les doigts, on n'éprouvait pas cette sensation particulière, cette crépitation que produit l'affaissement de la substance osseuse ; enfin, une aiguille la pénétrait sans rencontrer aucun obstacle qui prouvât la présence de parties solides. J'admis l'existence d'une tumeur de mauvaise nature, de ces tumeurs dont le développement semble n'avoir pas de bornes, et qui par conséquent nécessitent une opé-

---

[1] Un moule en plâtre, déposé au musée de l'École de Médecine, rappelle cet exemple remarquable. Les doigts seulement sont atteints ; le pouce est le plus volumineux ; à son extrémité supérieure, il mesure 27 centimètres. La partie inférieure de l'avant-bras a 18 centimètres.

ration. Cette opinion, trop vague pour l'anatomo-pathologiste, est le plus souvent suffisante pour le clinicien. Dans certains cas, il est des affirmations que la saine pratique ne doit pas accepter.

En attendant que le malade s'acclimatât à l'hospice, je n'avais rien négligé pour vaincre sa pusillanimité, pour lui faire comprendre la nécessité et l'innocuité de l'opération. Dès le mois d'avril, il est tout à fait rassuré; plein de confiance dans le moyen qu'on lui propose, il en demande la mise à exécution. Il n'y avait plus aucun inconvénient à agir.

La tumeur a au moins doublé de volume, la saillie qu'elle fait à la région plantaire est beaucoup plus prononcée, la marche est douloureuse, la claudication très-manifeste. Toute la partie du pied antérieure au calcanéum et au scaphoïde me paraît envahie par le mal. Je crois que le scaphoïde est sain.

Je pratique l'opération le 6 mai, dans la matinée. M. Le Barillier, mon collègue à l'hospice, M. le Dr Liber, MM. Sous, Delmas, Larauzat, internes, me prêtent leur concours.

Le chloroforme, confié à M. Le Barillier, amène rapidement l'anesthésie. Je sectionne le tendon d'Achille avec un ténotome introduit par une petite incision cutanée faite à la région interne. Je procède ensuite à peu près comme pour l'opération de Chopart. Je pénètre entre le calcanéum et le cuboïde, puis entre le scaphoïde et les cunéiformes. Cette articulation me paraît très-saine; je conserve le scaphoïde. — Le lambeau plantaire est rapidement taillé sans difficulté, parce que la tumeur est parfaitement isolée des muscles de cette région par une membrane fibreuse. Un grand nombre d'artères donnent du sang; j'en lie douze. Les lèvres des lambeaux s'affrontent sans tiraillement; j'établis trois points de suture lâche, et je panse avec des bandelettes de diachylon, un linge fenêtré et cératé, de la ouate, et une bande disposée de manière à favoriser la flexion.

Le malade n'a rien senti; on le porte dans son lit, et je lui recommande d'étendre la jambe et de la faire reposer sur sa partie postérieure. — Bouillon, eau vineuse.

7 mai. — Légère accélération du pouls. De faibles douleurs qui s'étaient manifestées dans le pied quelques heures après l'opération, n'existent plus. — Bouillon, eau vineuse.

Les trois jours suivants, pas de fièvre, pas de douleurs. — Bouillons, potages, eau vineuse.

Le 12, la plaie commence à répandre une mauvaise odeur. — Bouillons, potages, œufs, eau vineuse.

Le 13, premier pansement; le malade le redoute beaucoup. Les fils de ligature tombent d'eux-mêmes; les points de suture tiennent; les lèvres de la plaie ne paraissent pas réunies; la partie antérieure et moyenne du scaphoïde est à nu, mais n'offre rien d'anormal; les mouvements de l'articulation tibio-tarsienne et la pression sur le tendon d'Achille n'occasionnent aucune douleur.

Les deux jours suivants, peau chaude et sèche, pouls très-fréquent; le malade a commis un écart de régime après le premier pansement. — Diète.

Le 16, pas de fièvre. — Bouillons, potages, œufs, eau vineuse.

Les trois jours suivants, rien de particulier.

Le 20, second pansement; le malade le redoute encore beaucoup. La cicatrice est complète sur les parties latérales; le scaphoïde n'est plus à découvert; le pied se meut sans douleur. — Même prescription.

Les jours suivants, légers frissons vers le milieu du jour; ils sont suivis de chaleur et de sueur. La fièvre disparaît par l'administration de quelques doses de sulfate de quinine et d'extrait mou de quinquina.

Le 27, troisième pansement. — Craintes du malade, cicatrisation presque complète; sur la partie interne, quelques bourgeons charnus, saignant au moindre contact. — Lait, bouillons, potage, volaille, etc.

Le 28, accès fébrile. — Sulfate de quinine et extrait mou de quinquina.

Le 3 juin, quatrième pansement. — Les bourgeons charnus saignent moins facilement; on les couvre de poudre de tannin. Le malade se lève.

Le 10 juin, la cicatrisation n'est pas encore complète. — Cautérisation avec le crayon de nitrate d'argent.

Le 15 juin, la plaie est totalement cicatrisée; l'enfant boite en marchant et appuie le talon.

Il a donc fallu quarante jours pour la guérison; sa marche a été caractérisée par des accès de fièvre plus ou moins intenses, survenus après chaque pansement. Les premiers accès furent attribués à un écart de régime. Sans rejeter l'influence de cette circonstance, il me paraît bien plus rationnel de les rattacher aux craintes exagérées que chaque pansement inspirait au malade. Les accès que nous avions observés avant l'opération n'avaient pas une cause différente. Pendant

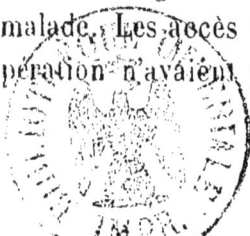

toute la durée du traitement, nous ne nous sommes nullement occupé de la section du tendon d'Achille. Nous avons procédé au pansement comme si cette section n'eût pas été effectuée.

Examen de la pièce. — Section antéro-postérieure entre le 2ᵉ et le 3ᵉ orteils ; écartement forcé des deux portions ; fracture du 3ᵉ métatarsien en avant de son extrémité postérieure.

Cette coupe a divisé une masse fibreuse étendue de la région plantaire à la région dorsale, de la face inférieure du cuboïde au 2ᵉ espace inter-digital ; elle a la forme d'un cône à sommet postérieur inférieur, à base antérieure supérieure. Elle a 12 centimètres en longueur ; et en largeur, 6 centimètres à la base, 4 au milieu, 3 au sommet. Elle est composée de trois lobes, dont un postérieur plus petit parfaitement distinct ; les deux autres sont confondus à leur partie inférieure, ils sont séparés à la région dorsale par un sillon bien marqué, oblique en avant et en dedans. Cette configuration lobulée de la tumeur est due évidemment à l'inégalité de résistance qu'elle a rencontrée dans les tendons et les trousseaux fibreux.

Les tendons extenseurs et fléchisseurs sont déviés, quelques-uns enveloppés par le tissu pathologique, mais non confondus avec lui. Les cunéiformes, le cuboïde, sont sains, mais en avant leur périoste est adhérent à la tumeur. Les deux derniers métatarsiens sont à l'état normal ; le troisième, légèrement déformé, est enveloppé par la tumeur dans toute son étendue, excepté en dehors ; il en est de même de la phalange et de la phalangine correspondantes. Le 2e métatarsien et sa phalange se trouvent au milieu de la masse fibreuse dont leur périoste fait partie. Ce métatarsien est déformé ; sa diaphyse ne forme plus qu'une lame compacte, convexe en haut, creusée en bas par plusieurs portions de cellules larges et profondes ; près de la tête existe un trou égal par sa forme et son étendue au trou maxillaire inférieur. La tumeur est recouverte en bas par une lame fibreuse très-résistante et très-distincte : c'est l'aponévrose inter-osseuse plantaire.

Le tissu de la tumeur est le même partout ; il ressemble parfaitement à celui des corps fibreux de la matrice ; il crie sous le scalpel.

Je l'ai examiné au microscope n° 3 de Nachet, avec M. le Dr Lespes, professeur à la Faculté des Sciences de Bordeaux. A un grossissement de 200 diamètres, une tranche très-mince nous a offert une trame fibreuse sans trace de cellules ni de noyaux cancéreux. Par le grattage, avec un grossissement de 120 à 130 diamètres, nous avons vu de beaux faisceaux fibro-plastiques.

État du moignon le 6 février 1858, c'est-à-dire dix mois après l'opération : La ligne cicatricielle est flexueuse et représente une M dont les jambes seraient très-écartées ; dans son milieu, elle est peu mobile.

Dans la station ordinaire, le moignon repose sur le sol par toute sa face plantaire, dont la longueur mesure 12 centimètres. Cependant, la différence de coloration que cette région présente en avant et en arrière, indique nettement qu'elle appuie sur le sol principalement par ses 3/4 postérieurs. Pas la moindre déviation latérale. La semelle du soulier court que le sujet porte depuis plus de cinq mois, est très-uniformément usée, pas plus d'un côté que de l'autre. Cette semelle a partout la même épaisseur. Le moignon se fléchit et s'étend avec facilité; l'extension est cependant plus vive et plus étendue que la flexion. La marche est très-facile, presque sans claudication. Le tendon d'Achille ne présente aucune marque indiquant le point où la section a eu lieu.

RÉFLEXIONS. — Toutes les fois que le chirurgien est obligé de retrancher une partie du pied, soit pour des traumatismes, soit pour des lésions organiques, il doit, autant que faire se peut, économiser les os, principalement sur le bord interne. Dans le cas de lésion organique, il faut en outre retrancher avec le mal une forte couche de tissus sains. Ce sont là des préceptes de saine chirurgie auxquels je me suis conformé. Aussi n'ai-je pas balancé à sacrifier le cuboïde et les trois cunéiformes qui m'avaient paru compromis. Cependant, ces os étaient sains, ainsi que l'examen de la pièce l'a démontré; mais leur périoste faisait partie de la tumeur; dès lors, il aurait été imprudent de les conserver, puisqu'il aurait fallu couper juste sur la limite de la tumeur, et même dépouiller ces os de leur enveloppe. Dans la région, et pour l'espèce de mal dont il s'agit, je ne crains pas de dire que c'était impraticable, sinon anatomiquement, du moins en bonne chirurgie. Il m'en coûtait peu, du reste, d'enlever les cunéiformes, encore moins le cuboïde; mais je ne tiendrai pas le même langage pour le scaphoïde. Si le succès que j'ai obtenu a été complet, cela tient surtout à la conservation de cet os. Le scaphoïde, en effet, joue un rôle important dans la station et la marche, à cause de sa position sur le bord interne du pied, à cause de la résistance exceptionnelle du ligament calcaneo-scaphoïdien inférieur, de son articulation avec l'astragale, centre principal des mouvements de flexion et d'extension qui se passent dans le tarse. Cet os enlevé, l'arc antéro-postérieur interne du pied disparaît complétement, et il faut s'attendre à voir le pied se renverser en dehors. On se fera une juste idée de ce que j'avance, si on remarque que le calcanéum et le scaphoïde forment un véritable trépied articulé, dont les sommets sont représentés par les deux extrémités du calcanéum et par le scaphoïde. Il est donc évident que le défaut de ce dernier os doit produire un affaissement tendant à rendre supérieure la face externe du calcanéum. A l'avantage que je viens de signaler, il faut en joindre un autre, l'action du muscle jambier postérieur (tibio-scaphoïdien), destiné à élever le bord interne du pied. On objectera peut-être que ce muscle étant aussi extenseur, en cherchant à prévenir le renversement du moignon en dehors, on favorisera le renversement en arrière, non moins à craindre ou plutôt plus à craindre que le premier. Cette objection serait sérieuse si l'art ne possédait pas un moyen très-simple et le plus souvent efficace, pour obvier à cet inconvénient. Je veux parler de la section du tendon d'Achille. Personne ne conteste l'innocuité de cette opération, mais il n'en est pas de même de son efficacité. Pourquoi cela? A mon avis, parce qu'elle n'a été pratiquée que consécutivement, c'est-à-dire plus ou moins longtemps après l'opération. Pour être réellement utile, cette section doit être primitive, c'est-à-dire effectuée en même temps que l'opération, immédiatement avant ou immédiatement après. A cet égard, un chirurgien distingué, Blandin, avait donné le conseil et l'exemple. On a tort de ne pas l'imiter. En procédant différemment, qu'arrive-t-il en effet? C'est qu'au détriment du succès l'extension demeure toute puissante, puisque les attaches des muscles fléchisseurs ont été détruites; dès lors le renversement du moignon se produira et persistera quoi qu'on fasse, parce que les muscles fléchisseurs auront contracté des adhérences défavorables à leur action. Au contraire, en imitant Blandin, tous les inconvénients disparaissent; muscles fléchisseurs et extenseurs sont coupés, l'opposition est suspendue; elle ne reparaîtra qu'au fur et à mesure que la guérison se fera, et rien ne prouve qu'elle ne sera pas relativement normale. Comme la prédominance des muscles postérieurs tend toujours à se manifester, on pourrait la conjurer en établissant des points de suture entre les tendons fléchisseurs et extenseurs (Sédillot). Pour arriver au même but, j'ai recommandé à mon opéré d'étendre sa jambe et de l'appuyer sur le mollet. Cette attitude du membre est propre, d'une part, à atténuer la puissance d'extension en écartant les extrémités du tendon coupé; d'autre part, à favoriser la puissance de flexion en permettant aux muscles de la région antérieure de contracter des adhérences aussi éloignées que possible des attaches fixes.

La désarticulation médio-tarsienne, avec conservation du scaphoïde, réunit toutes les conditions anatomiques et physiologiques d'une bonne opération, c'est incontestable. On convient aussi que la désarticulation de Chopart est, au contraire, très-défectueuse. Pourquoi donc ne pas remplacer celle-ci par celle-là ? A cause du peu d'étendue de la dimension antéro-postérieure du scaphoïde, je ne mets pas en doute, sinon toujours, au moins dans bon nombre de cas, la possibilité de cette substitution. Et cependant, les auteurs continuent à décrire religieusement l'opération de Chopart, sans songer à l'autre ; on exerce les élèves à la pratiquer, et ils en prennent si bien l'habitude, que plus tard, docteurs, ils sont exposés à la subir. C'est un pli qu'il serait bon d'effacer. Je soumets humblement cette réflexion aux confrères distingués qui s'occupent spécialement de médecine opératoire.

Je ne parlerai pas de l'intérêt que présente la pièce pathologique ; la forme, la direction, les rapports, la nature de la tumeur, pourraient donner matière à bien des considérations ; mais cela m'entraînerait trop loin. Je me contenterai de faire remarquer le rôle qu'a joué dans ce cas, et que devra jouer dans des cas analogues, l'*aponévrose inter-osseuse plantaire*. Cette aponévrose avait été repoussée par la masse morbide, dont elle était isolée et qu'elle séparait très-nettement des muscles sousjacents. Aussi la dissection du lambeau plantaire a-t-elle été des plus faciles.

Les propositions suivantes résument les réflexions qui précèdent.

1o La désarticulation médio-tarsienne en avant du scaphoïde donne des résultats beaucoup plus avantageux que celle de Chopart. *Les auteurs devraient la classer.*

2° Dans les désarticulations tarsiennes, la section *immédiate* du tendon d'Achille est au moins toujours utile, sinon indispensable, pour le *succès complet*. La section *consécutive* n'a pas la même valeur.

3° Après l'opération, le malade doit étendre sa jambe et l'appuyer sur le mollet, afin d'atténuer la puissance d'extension et de favoriser celle de flexion.

4° Dans les cas de tumeurs fibro-plastiques situées sur la partie antérieure et dorsale du pied, l'aponévrose inter-osseuse plantaire joue un rôle important, en isolant nettement le tissu morbide des muscles sous-jacents.

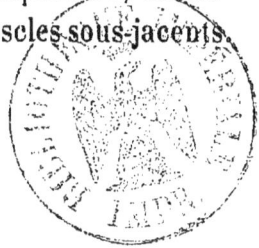

Bordeaux. — Imp. G. Gounouilhou, pl. Puy-Paulin, 1.

www.ingramcontent.com/pod-product-compliance
Lightning Source LLC
Chambersburg PA
CBHW050431210326
41520CB00019B/5888